AF602811

QUELQUES FAITS

DE

CHIRURGIE

PAR

Le Professeur E. SIMONIN

Membre correspondant de l'Académie de médecine de France;
Membre honoraire de la Société de chirurgie de Paris;
Secrétaire perpétuel de l'Académie de Stanislas; Vice-Président du Conseil central d'hygiène de Meurthe-et-Moselle;
Directeur du service départemental de l'assistance médicale et de la vaccine;
Président de l'Association locale des médecins;
Membre du Conseil général de l'Association des médecins de France;
Lauréat de l'Académie de médecine; Mention honorable de l'Institut, 1er mars 1880 (Concours Montyon), etc.

NANCY
IMPRIMERIE BERGER-LEVRAULT ET Cie
11, RUE JEAN-LAMOUR, 11

1881

QUELQUES FAITS

DE

CHIRURGIE

PAR

Le Professeur E. SIMONIN

Membre correspondant de l'Académie de médecine de France ;
Membre honoraire de la Société de chirurgie de Paris ;
Secrétaire perpétuel de l'Académie de Stanislas ; Vice-Président du Conseil central d'hygiène de Meurthe-et-Moselle ;
Directeur du service départemental de l'assistance médicale et de la vaccine ;
Président de l'Association locale des médecins ;
Membre du Conseil général de l'Association des médecins de France ;
Lauréat de l'Académie de médecine ; Mention honorable de l'Institut, 1er mars 1880
(Concours Montyon), etc.

NANCY
IMPRIMERIE BERGER-LEVRAULT ET Cie
11, RUE JEAN-LAMOUR, 11

1881

SUJETS TRAITÉS.

I. — Taille bilatérale suivie de taille rectale transversale (*avec une planche hors texte*, p. 18).

II. — Galvanocaustie pour la guérison d'une épulie.

III. — Dilatation rapide de l'urètre chez la femme en vue du diagnostic, et pour l'extraction de calculs vésicaux volumineux et multiples (*avec une planche hors texte*, p. 21).

IV. — Anévrysme du pli du bras guéri par la galvanoponcture.

Les faits notés I et III ont été lus à la Société de médecine de Nancy le 12 novembre 1879 et le 27 octobre 1880, et communiqués en même temps à la Société de chirurgie de Paris.

Le fait noté IV, intervenu le 30 mars 1848, imprimé en 1849 dans le tome I (p. 272) de mes *Recherches sur l'emploi de l'éther et du chloroforme à la clinique chirurgicale de Nancy* (4 volumes), a été réimprimé *in extenso*, parce qu'en 1881 il ne se trouve plus en librairie, et qu'il m'a été demandé en vain, à plusieurs reprises.

CALCUL VÉSICAL VOLUMINEUX

ENCHATONNÉ, CHEZ UN ENFANT,

PAR

M. le Professeur E. SIMONIN

Avec une planche hors texte.

Taille bilatérale. — Le calcul ne peut être extrait en totalité. — Taille rectale, transversale, pratiquée l'année suivante. — Fistule vésico-rectale considérable, rétrécie de plus en plus, mais ayant persisté avec des infirmités relatives à la génération, jusqu'à la mort de l'opéré, survenue 10 ans après les opérations pratiquées à Nancy.

En 1854, X. ., enfant âgé de 12 ans, entre à la clinique chirurgicale de Nancy, atteint d'un calcul vésical motivant de très-vives douleurs, lors de la miction. Le toucher rectal fait supposer la présence d'un calcul de volume très-considérable. En 1854, je n'avais pas encore, comme je l'ai fait si fréquemment et si heureusement depuis, employé l'anesthésiation pour le cathétérisme explorateur et pour le diagnostic des calculs. Bien que l'opération de la taille soit, immédiatement, acceptée par la famille du jeune malade, plusieurs causes motivent l'ajournement de l'opération. En septembre, une kératite grave apparaît au moment même où le choléra règne à l'hôpital Saint-Charles. L'enfant est envoyé à la campagne, où il séjourne pendant plus de trois mois; il rentre à la clinique le 21 décembre, complétement guéri de la kératite et l'état vésical constaté par un nouveau toucher rectal ne paraît pas modifié. Mais une cystite douloureuse, accompagnée d'un affaiblissement général (pouls peu perceptible) motive un nouvel ajournement de l'opération. (Émollients internes et externes, alimentation tonique.)

A cette époque, une sonde en argent de très-faible calibre est heureusement introduite dans la vessie et sert à déterminer la confection d'un cathéter approprié à l'âge de l'enfant. La fièvre persistant légèrement (76 pulsations radiales), l'opération est enfin décidée et elle est pratiquée après et pendant une anesthésiation faite à l'aide du chloroforme. Je copie mes propres dictées de cette époque, qui contiennent tous les renseignements relatifs à l'anesthésiation, tels que je les recueillais lors de chaque emploi des agents anesthésiques.

A raison des difficultés produites par l'absence de lacs durant l'anesthésiation dans des cas analogues antérieurs, je réunis, à l'aide de liens, les talons aux mains du petit sujet. Ces liens mettent obstacle à la perception du pouls radial; les battements artériels, recherchés à la carotide et à la fémorale, sont au nombre de 116 par minute; cette accélération paraît due à l'émotion seule.

3′. Pouls, 76 pulsations; 20 respirations; soubresauts des tendons.

5′. Pouls, 108 pulsations.

7′. Pouls, 112; 24 respirations; engourdissement général de l'enfant.

9′. Pouls, 108.

10′30″. Pouls offrant 88 pulsations faibles. Lenteurs des réactions motivées par les piqûres d'épingles, faites en vue de constater la progression de l'insensibilité périphérique.

11′. Pouls, 76. L'une des piqûres faites aux pieds réveille, en partie, le malade. L'inhalation du chloroforme continue.

14′. Pouls, 100 pulsations; lenteur dans la parole; apparition d'une perversion intellectuelle complète.

16′. Pouls, 112 pulsations.

19′. Pouls, 66; diminution de la fréquence de la respiration. Anesthésie constatée aux pieds, aux mains et aux tempes.

21′. Pouls, 80. Le cathéter va être introduit, quand des nausées apparaissent, suivies de vomissements bilieux, accompagnés d'une selle involontaire. L'inspiration du chloroforme est suspendue.

24′. Reprise de l'anesthésiation. Persistance de l'excitation intellectuelle. Grande excitation musculaire.

26′. Réapparition de l'anesthésie périphérique constatée aux tempes, et ne permettant aucune réaction lors des piqûres d'épingles. Suspension de l'anesthésiation. Le cathéter est introduit dans l'urèthre; pour pénétrer dans la vessie, il rencontre des difficultés qui semblent dues au rapprochement du calcul de l'ouverture vésicale. Le mouvement du cathéter dans le réservoir urinaire détermine de violentes réactions. La plaque du cathéter est enfin confiée à un aide et est inclinée à droite.

J'incise le périnée de haut en bas et de dedans en dehors vers l'ischion gauche, dans une étendue de 4 centimètres : l'opéré pousse des cris, il s'agite ; les contractions musculaires générales sont peu après suivies de relâchement musculaire. L'étroitesse et le peu de profondeur de la rainure du cathéter rendent fort difficile l'ouverture du canal de l'urèthre. L'anesthésiation est reprise, la ponction du canal est pratiquée à l'aide du bistouri, et avec le lithotome du frère Côme, ouvert au n° 7, la prostate est divisée, mais les tenettes ne pouvant être introduites dans la vessie, une seconde incision pratiquée transforme la taille primitivement latérale en taille bilatérale. Les tenettes peuvent alors être introduites, mais le calcul ne peut être chargé sur l'instrument ; il est saisi incomplétement, paraît assez friable, et des fragments nombreux s'en détachent. L'anesthésiation est suspendue de nouveau.

31′. Le réveil de l'opéré semble commencer; reprise de l'inhalation du chloroforme; des tenettes plus fortes remplacent celles qui ont été introduites tout d'abord : deux très-forts fragments de calcul sont extraits.

40′. J'introduis le doigt indicateur dans la vessie, je constate que le calcul est enchatonné; à sa droite, on sent distinctement la bride vésicale qui l'enserre; à sa gauche, le calcul présente une forte proéminence en forme de corne et rappelant la saillie d'une racine d'arbre, et, de ce côté, il est mal délimité. Les efforts pour rendre le calcul mobile n'aboutissent pas et motivent d'énergiques réactions de l'opéré. De nombreux fragments sont encore détachés; le calcul, toujours retenu dans un repli vésical, a, sous l'effort des tenettes, perdu, en apparence, la moitié de son volume intravésical. L'anesthésiation est encore reprise pour permettre à plusieurs assistants et aides de s'assurer par le toucher de l'enchatonnement et de la destruction de toute la partie du calcul qui faisait saillie dans la vessie. Mon excellent et toujours regretté confrère, M. le professeur Néret, émet l'opinion d'inciser les brides vésicales qui retiennent le calcul. J'offre, sur-le-champ, à mon ancien maître un bistouri boutonné qui n'est point accepté. Dix minutes se sont écoulées pendant les derniers examens précités et l'on est d'avis unanime de mettre fin à l'opération. A ce moment, il ne vient pas à l'idée d'user du toucher rectal en vue de l'énucléation désirée du calcul. L'anesthésiation est cessée définitivement. Les mâchoires sont encore serrées et les pupilles, qui ont été contractées pendant toute l'opération, offrent le retour à l'état normal, mais sans dilatation extraordinaire. En un mot, la période chirurgicale n'a pas été dépassée.

60'. L'opéré recouvre assez lentement l'usage de ses sens; il ignore avoir vomi et affirme qu'il n'a aucun souvenir de souffrance; il ne croit pas qu'une opération ait été pratiquée, et sur ce point sa conviction est difficile à ébranler. Les bords de l'incision sont enduits de cérat; on prescrit une boisson émolliente et du bouillon.

Reporté dans son lit, une fièvre légère (90 à 100 pulsations; pouls très-faible) est constatée ainsi que de la céphalalgie et de la douleur à la gorge, suites de l'emploi du chloroforme; quelques envies de vomir apparaissent, mais sans vomissements, toutefois. Des plaintes et même des cris ont lieu à raison de la douleur causée à la plaie par le passage de l'urine. Dans l'après-midi, sommeil paisible, interrompu à 4 heures par de très-violentes coliques; des gaz sont expulsés par le rectum.

A 5 heures du soir, le pouls offre 64 pulsations seulement; l'opéré a bu de l'infusion de mauve et il a pris du bouillon. A 6 heures, il s'endort paisiblement.

9 *février*. — Il n'y a pas lieu de relater jour par jour les suites de

cette opération; il suffira de dire que 36 heures après, le gonflement survenu à la plaie du périnée déterminait, momentanément, le passage de l'urine, en presque totalité, par la verge; qu'aucun débris de calcul ne fut expulsé par la plaie; que l'appétit reparut très-vivement vers le 8e jour; que le toucher rectal donna la sensation primitive du volume du calcul et que le 22 mars, malgré la persistance d'une petite plaie fistuleuse au périnée, l'opéré quittait l'hôpital, où il devait bientôt rentrer. Les notes qui précèdent avaient été mises à la disposition de l'opéré pour permettre à sa famille d'éclairer les chirurgiens qui, tôt ou tard, devaient prendre une nouvelle détermination dans ce cas important.

En novembre 1855, le jeune malade est ramené à la clinique. A cette époque, on constate que la cicatrice périnéale offre une petite fistule permettant le passage d'un stylet très-fin, et qui laisse, parfois, écouler un peu d'urine.

Il fait connaître que, trois mois après sa sortie de Saint-Charles, il a éprouvé des douleurs s'irradiant du périnée à l'hypogastre et s'exaspérant lors de la miction. Les douleurs, rares d'abord, devinrent successivement plus fréquentes et finirent par se répéter chaque jour et chaque nuit. L'émission de l'urine, difficile, douloureuse, s'accompagnait fréquemment de défécation; l'urine, devenue trouble et fétide, laissait déposer une matière muqueuse. L'enfant, amaigri, avait pâli et vu diminuer son appétit. Il fallait prendre un parti. On ne pouvait songer à revenir à la taille périnéale, vu l'enchatonnement du calcul. La taille hypogastrique présentait théoriquement les inconvénients de la taille périnéale; il ne pouvait, non plus, être question d'associer la lithotritie à ces opérations, et je me résolus de tenter, le 12 avril 1856, la taille rectale, par le procédé de Maisonneuve (taille transversale), sans me dissimuler les difficultés de l'opération et tous les dangers et les inconvénients qui pouvaient en être la conséquence. La vacuité du rectum est assurée à l'aide de lavements.

12 *avril*. — Avant l'anesthésiation, le pouls, faible, présente 68 pulsations, et des douleurs motivées par la cystite donnent lieu de craindre que l'anesthésiation n'offre des difficultés. Des lacs réunissent les mains aux talons du futur opéré.

2'. Pouls, 112 pulsations.

4'. Pouls extrêmement faible, présentant 121 pulsations; raideur tétanique des extrémités pelviennes.

7'. Excitation musculaire.

11'. Anesthésie périphérique, moins celle des tempes; trismus des mâchoires.

Le cathéter introduit dans l'urèthre est arrêté dans la vessie par suite de la forte proéminence du calcul, dont la partie détruite, lors de la taille périnéale, s'est reformée et considérablement amplifiée. Une vive réaction musculaire et des cris sont le résultat de cette introduction. Lors de ces réactions, le toucher rectal reconnaît, plus sensiblement, la proéminence du calcul dans le rectum.

J'introduis dans l'anus un puissant spéculum dilatateur et, après lui avoir donné son plus grand développement possible, j'incise sur le calcul fixé par le doigt indicateur gauche, le rectum transversalement à l'aide d'un bistouri courbe, entre la prostate et le repli du péritoine qui tapisse la partie postérieure de la vessie. L'incision transversale est faite à 2 centimètres et demi au-dessus de l'ouverture anale.

Le lithotome du frère Côme, ouvert au n° 7, glisse sur la face proéminente du calcul, à l'aide d'une sonde cannelée, agrandit à droite et à gauche l'incision rectale, et des tenettes saisissent le calcul; mais celui-ci reste immobile et les tractions déplacent avec lui la poche vésicale qui le contient. Il est évident que si, lors de la taille périnéale, le calcul n'a pu être attiré dans la vessie, cette fois le développement nouveau du calcul empêche que de la vessie il puisse passer dans le rectum.

29'. Les mâchoires sont encore serrées; un ronchus bruyant apparaît; le pouls, très-faible, est irrégulier. L'anesthésiation est suspendue.

Je tente, à l'aide du doigt, de rompre les adhérences vésicales sans aboutir. Je suis plus heureux en introduisant de proche en proche, sur la convexité rectale du calcul, une vaste curette spéciale. L'anesthésiation est reprise un instant. Après de longues tentatives, le calcul est enfin rendu mobile; sa partie supérieure intravésicale, de formation récente, est très-friable, se désagrége facilement et est retirée par le rectum, morceau par morceau, après la masse calculeuse principale. L'opération est terminée et l'anesthésiation est cessée.

42'. Pouls, 120 pulsations; les symptômes de l'éthérisme disparaissent dans l'ordre inverse de leur apparition. 170 grammes de chloroforme ont été employés; les parties diverses retirées et le calcul lui-même compris pèsent 80 grammes. Le malade n'a pas conscience de l'opération subie. Du cérat recouvre les parties divisées et les parties voisines. Dans la journée, toux et vomissements bilieux. Une forte injection rectale fait sortir par l'anus de petits fragments de calcul que les tenettes n'avaient pu recueillir. (Infusion de feuilles d'oranger, eau gazeuse, bouillon, opium 5 centigrammes pour la nuit.)

Le calcul retiré par la voie rectale présente la forme, les dimensions et la composition suivantes : Se rapprochant, après la première opération, du volume et de la forme d'un œuf de poule, il offre une forme presque sphérique présentant 5 centimètres et demi dans son plus grand diamètre. La circonférence inférieure de la partie enchatonnée dans la poche vésicale est parfaitement arrondie et formée par du phosphate et de l'oxalate de chaux et de magnésie; la partie qui restait en saillie dans la vessie, portant l'espèce de corne dont il a été question, tronquée, irrégulière, dépourvue de sa circonférence primitive, représentée en partie par les gros fragments retirés lors de la taille périnéale, et par les fragments nouveaux résultant du dépôt secondaire formé depuis cette première opération, est lisse, dure, constitue un noyau formé aussi, principalement, de phosphate ammoniacal magnésien; il ne donne qu'une faible réaction par l'acide urique. (Analyse de M. Ritter.)

Ce calcul isolé a un poids de 23 grammes; les fragments les plus forts, retirés lors de la taille bilatérale, ont un poids de 4^{gr},90 et de 2^{gr},30. 31 autres fragments, résultant de la première et de la deuxième opération, ont des poids très-différents variant de 2 grammes à quelques centigrammes, et formant avec le calcul principal un poids total de 80 grammes.

Le lendemain de l'opération, la vessie se débarrasse du reste des débris du calcul désagrégé; l'urine s'écoule par l'anus; quelques gouttes, toutefois, passent par le canal de l'urèthre.

Pouls, 96 pulsations. (Alimentation légère; opium, 5 centigrammes.)

2ᵉ jour. Ballonnement du ventre. 78 pulsations au pouls. (Alimentation légère.)

3ᵉ jour. 92 pulsations.

4ᵉ jour. Chaleur à la peau; cuisson à l'anus; douleurs très-vives dues aux lavements. (Infusion émolliente, alimentation légère; opium, 5 centigrammes.)

5ᵉ jour. Diminution de la chaleur cutanée.

6ᵉ jour. Selles demi-liquides, indolentes. 72 pulsations au pouls.

Le 8ᵉ jour, l'urine passe, à la fois, par le rectum et par l'urèthre sans grandes douleurs.

A cette époque, la petite fistule périnéale résultant de l'opération de la taille bilatérale est fermée; le toucher anal occasionne de vives douleurs. La plaie faite au rectum est alors reconnue, immédiatement au-dessus de l'ouverture de l'anus. Elle est assez large pour permettre à la fois l'introduction de trois doigts réunis sur une seule ligne transversale; malgré l'étendue de cette plaie, ses bords se réunissent de telle sorte, lors du décubitus, que de jour en jour la vessie peut contenir une quantité d'urine plus considérable, dont une grande partie passe par l'urèthre. Les fèces journaliers, solides, ont un volume considérable; par exception, le 26 mai, huit selles liquides ont lieu dans les 24 heures.

Le 27 mai, quarante-quatre jours après l'opération, l'enfant quitte l'hôpital.

Après avoir rapporté comment la vie du malade fut conservée après cette double opération, il importe de faire connaître les infirmités très-graves qui résultèrent malheureusement de la taille rectale transversale, soit au point de vue des fonctions abdominales et de la vessie, soit au point de vue des fonctions de la génération et qui ont subsisté jusqu'à la mort de l'opéré, survenue 10 années après cette opération.

En juillet 1856, trois semaines après la sortie de l'hôpital, l'opéré est ramené à la consultation. L'ouverture vésicale a beaucoup moins d'étendue, l'extrémité de deux doigts peut y être introduite à la fois, mais avec peine.

Dans le même mois, nouvel examen du malade qui, le 21 juillet, a cinq selles en 24 heures. L'opéré peut rendre ses urines par la verge deux ou trois fois par jour sans se placer sur un vase; la plaie rectale a perdu beaucoup de son étendue; le bout du doigt indicateur peut seul pénétrer dans l'ouverture vésicale. L'état général est bon.

L'opéré quitte Nancy et suit sa famille, mais à plusieurs reprises il reparaît à ma clinique, et voici les indications que j'ai pu consigner.

1858. — Cette année, l'opéré a uriné du sang, qui a disparu après l'emploi de l'eau de goudron.

1860. 8 *février*. — L'opéré fait connaître que, depuis 15 jours, l'urine passe entièrement par le canal de l'urèthre. A cette date, l'extrémité du doigt, introduit dans l'anus, s'engage légèrement dans la plaie vésicale.

22 *août*. — L'opéré, qui a 19 ans, urine huit ou dix fois par 24 heures. En comprimant partiellement le périnée, l'urine passe par la verge; parfois l'opéré ne prend pas cette précaution et cependant l'anus ne laisse pas échapper d'urine. La nuit, il n'urine pas; il a généralement deux selles par jour. Lorsqu'il survient du dévoiement, des matières fécales passent par la verge. Enclin à l'onanisme, l'opéré affirme que cet acte n'est pas suivi d'éjaculation.

24 *novembre*. — La fistule vésicale n'offre plus une forme ovalaire comme précédemment; elle affecte au toucher l'apparence d'une ouverture triangulaire délimitée par des brides résistantes.

14 *décembre*. — Une gonorrhée a fait prescrire des injections uréthrales à l'azotate d'argent, qui ne passent pas par le rectum.

1862. 13 *mai*. — La fistule est difficilement accessible au doigt; pour la trouver, il faut recourber le doigt immédiatement au-dessus de l'ouverture anale. Le sphincter anal est très-contracté. L'opéré après le coït, qui est fréquent, observe du sperme mêlé aux matières fécales. Les selles sont très-souvent molles. L'opéré peut retenir l'urine pendant une heure environ. En urinant assis, l'urine passe entièrement par le canal de l'urèthre; mais le besoin d'aller à la selle apparaît parfois, et lors des selles il s'échappe d'abord un peu d'urine par l'anus. L'opéré ne peut rendre des vents par l'anus qu'après une selle, sans quoi il perdrait de l'urine par l'anus. Il se produit deux à trois selles par jour.

A la suite d'un certificat fourni par moi, énonçant les opérations subies et les inconvénients qui en résultent, X... est réformé à 20 ans, lors de la conscription.

Les infirmités consignées ci-dessus persistent jusqu'à l'âge de 22 ans. A cette époque, l'opéré, habitant près de Paris, et dont la santé générale paraissait bonne, fut emporté, très-rapidement, par une affection sur laquelle je n'ai pu être renseigné complétement.

OBSERVATION

D'ABLATION D'UNE ÉPULIE

FORMANT UNE TUMEUR VOLUMINEUSE

A L'AIDE DE LA GALVANOCAUSTIE

M. Simonin communique, le 27 janvier 1875 à la Société de médecine, le fait suivant :

Un homme âgé de 52 ans offre en décembre 1874, à la place des deux dernières molaires supérieures droites, une tumeur arrondie, lisse, très-légèrement mamelonnée çà et là, présentant une coloration d'un rouge plus vif et plus foncé que la muqueuse avoisinante, offrant une étendue de 3 centimètres et demi d'arrière en avant, une circonférence de 6 centimètres et une hauteur d'un peu plus de 3 centimètres. Des douleurs vives se font sentir très-fréquemment, et pendant ces douleurs le malade ressent des battements sur tous les points de la circonférence de la tumeur. Plusieurs procédés opératoires paraissent possibles : 1° incision circulaire de la tumeur, sa section, et au besoin rugination de la partie osseuse qui la supporte ; 2° emploi de l'écraseur linéaire ; 3° galvanocaustie paraissant réunir les conditions désirables de section au lieu d'élection, d'absence d'hémorrhagie et de cautérisation. Cette dernière méthode est préférée, et une pile de Bœckel-Redslob est mise en usage (3e modèle pourvu de six couples).

En vue de restreindre la tension du courant galvanique pour éviter la fusion possible de l'anse de platine qui doit sectionner la tumeur, et de permettre l'escharrification de celle-ci, M. Simonin pense faire usage du modérateur Redslob. Puis, pour conserver à l'anse métallique, lors de la section de la tumeur, un circuit qui puisse y maintenir la propriété calorifique, une petite pièce de bois ayant une circonférence de 3 centimètres doit être accolée à la tumeur et être comprise dans l'anse métallique.

La tumeur est entourée avec l'anse de platine, au niveau même de son implantation au maxillaire, et la petite baguette de bois, indiquée ci-dessus, est comprise dans l'anse métallique. De légères planchettes écartent de cette anse la langue et la partie interne de la joue. Immédiatement après la réunion des rhéophores de la pile à la canule portant l'anse de platine, cette anse s'échauffe. Le malade fait comprendre, par signes, cette modification. Une crépitation spéciale qui rappelle la cuisson d'une partie musculaire placée sur un gril se fait entendre, et un peu de fumée se produit au fond de la bouche. M. Simonin évite de tirer fortement sur le fil de platine pour ralentir sa section, et le modérateur Redslob, tenu, pendant la plus grande partie de l'opération, vers le n° 60, atteint le n° 100 à la fin de la section seulement. Au milieu de l'opération, le courant s'arrête. On attribue ce fait au contact des diverses pièces d'appareil. La situation de ces pièces est rectifiée, le courant se rétablit, en se manifestant par les symptômes observés primitivement. La tumeur est sectionnée et l'on constate que la commissure gauche des lèvres a éprouvé une légère brûlure.

La partie de la tumeur séparée de la mâchoire présente une surface plus considérable que celle de l'ongle du pouce. Cette surface est sectionnée très-régulièrement ; elle offre une couleur jaunâtre, elle est beaucoup moins spongieuse et moins molle que le reste de la tumeur ; elle présente au doigt la sensation des fines aspérités de la pierre ponce, mais elle n'offre pas d'escharre. La partie restée adhérente au maxillaire a le même aspect.

Deux cautères métalliques olivaires sont successivement appliqués fortement sur cette dernière surface et y déterminent une escharre épaisse et grise.

Le 6e jour après l'opération, l'extrémité d'une racine dentaire est extraite.

Le 10e jour, l'escharre produite par les cautères est tombée complétement. La plaie se rétrécit par le rapprochement des bords alvéolaires, comme après l'extraction d'une dent. L'opéré, qui n'a pas eu de fièvre, a quitté Nancy 13 jours après l'opération, portant encore une solution de continuité longue de 1 centimètre et large de 4 millimètres.

Il est revu 30 jours après l'opération. A cette époque, la guérison est complète; la partie alvéolaire qui supportait la tumeur est lisse, résistante, et supporte parfaitement la mastication.

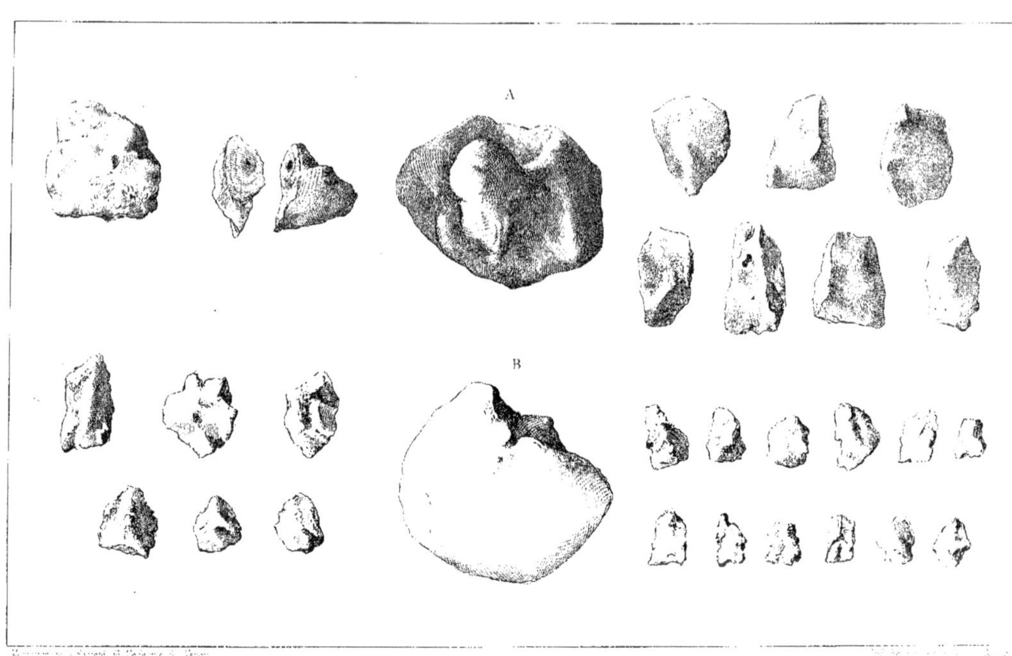

LÉGENDE.

Dessins relatifs à un calcul vésical volumineux, enchatonné, ayant, chez un enfant de 12 ans, motivé la taille bilatérale, périnéale, non suivie d'extraction du calcul, et 15 mois après cette première opération, la taille rectale transversale, suivie, cette fois, de l'extraction du calcul.

Poids total du calcul et de ses fragments : 80 grammes.

A. 1° Aspect du calcul enchatonné vu par sa face antérieure, et des fragments extraits lors de la taille latéralisée.

B. 2° Vue de la face postérieure (accolée contre la vessie) du calcul extrait lors de la taille rectale transversale ; fragments nouveaux extraits lors de cette seconde opération.

FAITS RÉCENTS

DE

DILATATION RAPIDE

DU

CANAL DE L'URÈTRE CHEZ LA FEMME

(Lu à la Société de médecine de Nancy, séance du 27 octobre 1880.)

En 1872, j'ai lu à la Société de médecine de Nancy un travail intitulé : *Innocuité et Utilité de la dilatation rapide du canal de l'urètre chez la femme, durant l'anesthésie produite par le chloroforme.* La Compagnie a bien voulu admettre, dans ses Mémoires de 1871-72, les réflexions sur une méthode et un procédé d'opération qui m'avaient préoccupé durant bien des années et que je croyais tout à fait originaux, ayant jusqu'à cette époque ignoré les divers mémoires d'Astley Cooper. Depuis ma lecture, ont été tentés des essais très-divers de la part du docteur Reliquet, du professeur Simon, d'Heidelberg, et une thèse a été soutenue, sous ma présidence, le 10 mars 1877, par M. le docteur Maurice (d'Onville).

Dans les dernières années de mon enseignement clinique, j'ai eu l'occasion de constater encore les résultats de quelques faits nouveaux relatifs à cette question. Comme, au point de vue du diagnostic et de la médecine opératoire, ces faits offrent un certain intérêt, et qu'ils sont comme la suite de mon travail de 1872, je crois utile de les présenter à votre appréciation.

Les faits que j'ai indiqués en 1872 se rapportaient à l'extraction d'un corps métallique poussé dans la vessie, à l'extraction de calculs et de débris de calcul, remplaçant ainsi la taille et la lithotritie, au diagnostic de l'état de la vessie, à celui du canal de l'urètre atteint une fois de polype et une autre fois de tumeur érectile. J'avais dans ce travail formulé les conclusions suivantes:

Sans le sommeil dû aux anesthésiques, la douleur provoquée par la dilatation rapide du canal de l'urètre est considérable, et ne permettrait point, en général, d'opération sérieuse et de longue durée.

Il y a lieu, d'après les résultats cités, de tenter la dilatation de l'urètre pour l'extraction des corps étrangers introduits dans la vessie, et pour remplacer, dans certains cas, la lithotritie, la taille urétrale et la taille hypogastrique. Il y a lieu de l'employer pour le diagnostic à l'aide du doigt indicateur, de la présence de corps étrangers dans la vessie, et pour le diagnostic des états si divers de cet organe, comme pour ceux de l'urètre.

La dilatation rapide du canal de l'urètre chez la femme vivante a été obtenue par mon procédé, de telle sorte que, pendant l'anesthésie déterminée à l'aide du chloroforme, le diamètre de l'urètre a pu atteindre l'étendue de 23 à 24 millimètres, et que l'urètre a pu être franchi, soit par le doigt indicateur, soit par divers instruments : dilatateur et tenettes réunis, et tenettes chargées de calculs, offrant une circonférence totale de 68 à 70 millimètres. Cette dilatation n'a provoqué aucun inconvénient au point de vue général et a été produite sans aucune douleur à la suite de l'anesthésiation. Elle a eu lieu sans rupture du canal.

Elle n'a pas provoqué l'incontinence de l'urine, et, au contraire, après avoir été constatée, une incontinence chronique, due à la présence d'un calcul, a cessé complétement après l'extraction du corps étranger.

Dans un fait ultérieur aux faits ci-dessus décrits et où il s'agissait d'une tumeur érectile du canal de l'urètre, j'ai substitué, pour l'examen au *speculum ani,* le spéculum destiné à l'examen de l'oreille.

Aujourd'hui, les deux faits dont il s'agit se rapportent encore au diagnostic de l'état de la cavité vésicale et à l'extraction de calculs vésicaux volumineux et multiples.

Voici un premier fait relatif à l'introduction du doigt par l'urètre dans la vessie, et confirmatif du fait analogue déjà publié en 1872.

1er fait. — *Dilatation du canal de l'urètre, en vue du diagnostic de la capacité vésicale, à l'aide du doigt introduit dans l'urètre.*

En mai 1876, se trouvait à la clinique de Saint-Léon une jeune femme, âgée de 31 ans, atteinte d'hypertrophie concentrique de la vessie, diagnostiquée par M. Stoltz, à la Maternité, et à Saint-Charles par M. Bernheim. La vessie ne pouvait conserver la moindre quantité de liquide urinaire; les organes génitaux étaient normalement conformés; la vessie paraissait réduite à l'état de corps dur, ratatiné, et la sonde, après avoir parcouru l'urètre, se trouvait arrêtée. Symptômes généraux : fièvre, céphalalgie, inappétence, vomissements fréquents et constipation, violentes douleurs lombaires s'irradiant vers le bas-ventre.

M. le professeur Rigaud, après avoir prescrit des bains et des tisanes émollientes, tenta la dilatation de la vessie à l'aide d'injections vésicales faites par une douche tiède tombant de haut. Après quinze jours de ce traitement, la malade retenait un peu d'urine pendant un quart d'heure.

Remplaçant à la clinique M. Rigaud, et désireux de reconnaître par le toucher direct la capacité de la vessie et l'état de sa surface interne, le 5 mai 1876, à l'amphithéâtre de la clinique, pendant l'anesthésie due au chloroforme, je dilatai rapidement le canal de l'urètre par le procédé opératoire que j'ai décrit en 1872 (1), et je constatai, ainsi que M. Gross, mon chef de clinique, à l'aide du doigt indicateur, que la vessie était réduite à un *infundibulum* paraissant divisé à son extrémité terminale par des colonnes charnues. Durant l'anesthésiation, l'éthérisme avait été parfaitement régulier, et la dilatation de l'urètre produite par le spéculum spécial avait eu lieu sans douleur.

(1) *Introduction dans le canal de l'urètre d'un* speculum ani, *conique, à deux valves, pouvant, à la simple pression de la main, s'écarter de* 16 *millimètres et plus.*

Le 11 août de la même année, me trouvant, lors d'un examen clinique, réuni dans mon service à MM. Stoltz et Bernheim, qui avaient diagnostiqué chez la malade dont il s'agit une hypertrophie concentrique, je renouvelai la dilatation du canal de l'urètre et M. Stoltz constata, à l'aide du doigt indicateur, l'état déjà reconnu par moi le 5 mai. Il est intéressant d'ajouter, à la suite de cette observation, que la femme qui en est le sujet m'offrit la septième des exceptions que, dans le cours de plus de trente années, j'ai constatées à la loi formulée par moi en 1847, de la progression de l'insensibilité périphérique. Ainsi, bien que l'anesthésie existât chez cette malade, aux extrémités et aux tempes, coïncidant avec le trismus et la contraction de l'iris, la sensibilité de l'urètre persista de telle sorte que, pendant près de deux minutes, le simple contact de l'extrémité conique du spéculum contre l'ouverture du canal de l'urètre motiva des réactions réflexes extrêmement vives. Ce spasme cessa enfin, avant la dilatation de l'urètre. (V. p. 787, tome III, de mes *Recherches sur l'éther et le chloroforme,* 115e observation.) De ces 7 exceptions (1 fois environ sur 100 anesthésiations) j'ai conclu qu'il ne fallait pas commencer une opération après la constatation seule de l'anesthésie temporale, et qu'il était convenable d'interroger l'état de la sensibilité sur tous les points de la périphérie cutanée, ceux surtout qui doivent supporter une opération.

Lors de la lecture du fait qui précède, M. Lévy, chef de clinique médicale, fait connaître que la malade citée, morte à Saint-Charles de tuberculose, a présenté à l'autopsie cadavérique les faits suivants, que je crois devoir joindre à l'observation. Au fond du cul-de-sac formé par l'urètre et qui pouvait seulement contenir de l'urine dans une capacité équivalente à celle d'un dé à coudre, on trouva les uretères, ce qui explique la persistance de l'incontinence urinaire. En somme, il existait une atrophie de la vessie.

Le deuxième fait, qui va suivre, est encore inédit, et comme, malgré une terminaison heureuse, la santé de l'opérée a donné pendant quelques jours des craintes sérieuses, ce fait m'offre un grand intérêt, parce qu'il doit modifier jusqu'à un certain point mes conclusions de 1872, relatives à l'innocuité absolue de la méthode d'extraction et du procédé opératoire décrit à cette époque.

2e fait. — *Présence de deux calculs très-résistants, d'un poids total de 18gr,65, ayant déterminé la fracture partielle de l'instrument employé à l'extraction.*

Mme Bouvier, de Humbey (Vosges), offrant les signes rationnels de calcul vésical, est envoyée à ma clinique en juin 1878.

La malade a 41 ans, elle a été mère; sa santé est débilitée par la continuité de douleurs vésicales motivant des mictions très-fréquentes et l'insomnie. La maigreur est considérable et la face est pâlie; un cathétérisme pratiqué avec une sonde métallique fait reconnaître un calcul, et un examen du liquide urinaire y dénote la présence de parcelles de phosphate de chaux. Ce dernier résultat me fait espérer que si la tentative d'extraction du calcul par le canal de l'urètre est accompagnée du broiement du calcul, ce broiement sera facile. Je crois, en conséquence, au bon résultat de la tentative d'extraction, à laquelle la malade donne son consentement.

15 *juin.* — En vue de la dilatation rapide de l'urètre et de l'extraction espérée du calcul, j'anesthésie la malade à l'aide du chloroforme. Il n'y a pas d'utilité à indiquer les faits de cette anesthésiation, qui ne donne lieu à aucune observation nouvelle. La dilatation de l'urètre est faite à l'aide du *speculum ani,* d'après le procédé qui m'est propre; mais le calcul, lors de l'action des pinces à cuillères fenêtrées, subit une sorte de décortication qui permet l'extraction de débris nombreux, sans toutefois déterminer, immédiatement, la sortie des noyaux principaux. La présence de ces débris dans la vessie motive neuf séances, plus ou moins fructueuses, séparées par quelques jours pendant lesquels des bains entiers ou des bains de siége, accompagnés de lavements émollients et parfois d'injections émollientes, calmèrent les douleurs vésicales et celles qui étaient le résultat des tentatives d'extraction.

A la troisième séance, un premier calcul volumineux est extrait; après l'expulsion de nombreux fragments désagrégés, et avoir cru toute opération terminée, un deuxième calcul, beaucoup plus volumineux que le premier, est extrait à la neuvième séance

(26 juillet), et avec des accidents spéciaux dont il sera question ultérieurement. Les fragments des calculs décortiqués sont au nombre de 9; le poids des 3 fragments principaux est $2^{gr},60$ et $3^{gr},54$. Le produit formé des débris sortis lors des extractions constitue, en outre, un poids de $4^{gr},50$. Le premier calcul extrait à la troisième séance offre un poids de $2^{gr},08$; celui extrait à la neuvième séance présente un poids de $3^{gr},07$. Les calculs ou débris de toute grandeur forment donc un poids total de $18^{gr},85$.

La composition du premier calcul extrait lors de la troisième séance est formée, d'après M. le professeur Ritter, d'un peu d'acide urique, de carbonates, de chaux, de très-peu de magnésie, de beaucoup d'oxalates et de beaucoup de phosphates.

La composition du calcul extrait à la neuvième séance offre peu de carbonates, beaucoup de phosphates et de chaux, oxalates en assez grande quantité, peu d'acide urique, traces de magnésie; il contient aussi de l'ammoniaque, qui peut exister à l'état de phosphate ammoniacal de magnésium ou d'urate acide d'ammonium. Le centre du calcul a donné une faible réaction par l'acide urique; les couches extérieures ont donné une réaction plus nette.

La composition de ces calculs, en s'éloignant beaucoup des prévisions et en offrant à leur centre de l'acide oxalique abondant, a eu pour premier résultat une extrême dureté de ces calculs, ce qui n'a pas permis leur pulvérisation entière, tout en permettant la désagrégation de leurs couches extérieures, comme le témoigne la masse et la quantité des débris signalés.

Les deux calculs offrent sur leur grosse extrémité une petite facette qui a permis de conclure à leur présence simultanée. Une autre conséquence de la composition et de la dureté des calculs fut, lors de l'extraction du plus volumineux (neuvième séance), une brisure partielle des tenettes, que représente le dessin ci-joint.

La position du second calcul dans les tenettes a motivé, par l'écartement de leurs branches, la dilatation consécutive de l'urètre et la contusion de la muqueuse vésicale, et a créé un danger passager pour la vie de l'opérée.

En effet, les calculs, successivement dépouillés de leur gangue de phosphate, d'urate et de magnésie, réduits à leur centre d'acide oxalique, ont offert un volume considérable et non réductible. En les supposant saisis par leur diamètre le plus étroit, le premier a offert une circonférence de 5 centimètres, accrue de l'épaisseur des extrémités des tenettes; le second, saisi par son grand diamètre, une circonférence de 7 centimètres, accrue de l'épaisseur des tenettes et portée ainsi à 9 centimètres, d'où une dilatation totale pour l'urètre de 30 millimètres.

Le premier calcul avait été saisi visiblement par son diamètre le plus étroit; au contraire, le second calcul fut saisi par son plus long diamètre, ainsi que le représente le dessin ci-joint, ce qui a déterminé, avons-nous dit, une dilatation extrême de l'urètre qui a acquis une dilatation de 30 millimètres, plus considérable par conséquent de 6 millimètres que les dilatations constatées en 1872.

La position du deuxième calcul, l'impossibilité chimique de la réduction de son noyau principal après sa décortication, et l'écartement des tenettes dû à leur fracture partielle, me paraissent avoir déterminé une dilatation de l'urètre à son maximum, compatible avec l'intégrité de sa forme.

Les accidents signalés, vive inflammation vésicale et de l'urètre, ont été produits à la fois par la dilatation extrême de l'urètre et la fatigue supportée par l'urètre et par la muqueuse vésicale.

Ces accidents inflammatoires, l'incontinence d'urine et la quantité du dépôt de mucus dans l'urine ont offert leur apogée au quatrième jour (le 29 juillet); au dixième jour, ils ont présenté une diminution notable, et ce même jour l'émission volontaire de l'urine a eu lieu trois fois.

Il faut, de ce dernier fait, conclure que l'extraction des calculs par le canal normal de l'urètre peut offrir de l'imprévu, causer une assez vive inflammation et dans quelques cas même, rares il est vrai, faire courir à l'opérée certains dangers, conclusions qui ne sont pas complétement identiques à celles qui ont été formulées en 1872.

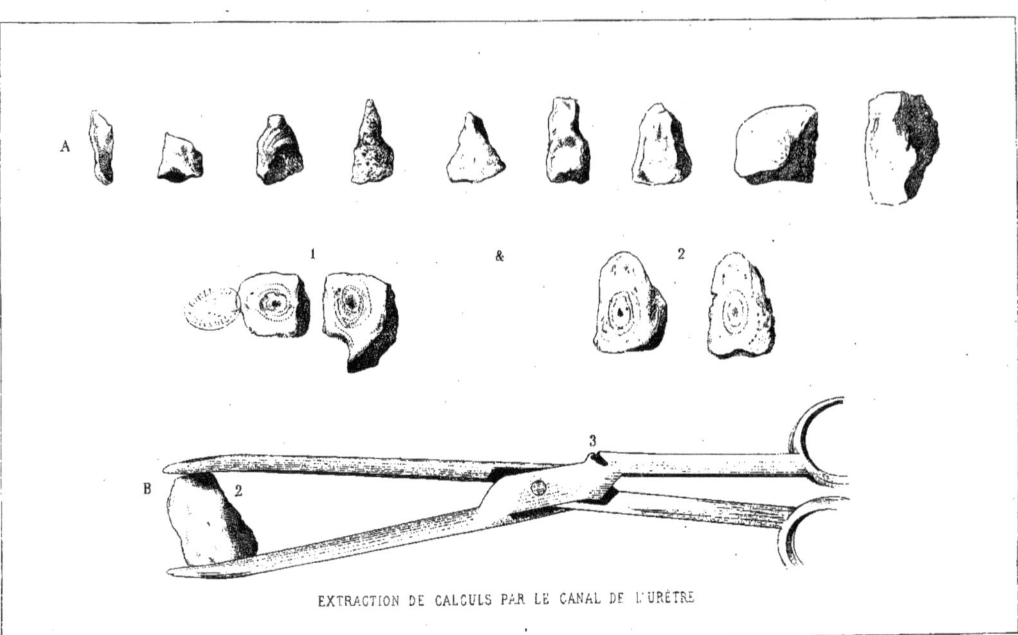

LÉGENDE.

Dessins relatifs à l'extraction, par le canal de l'urètre, de 2 calculs dont le poids total était de 18gr,65.

A. Représentation de 9 fragments phosphatés des calculs 1 et 2 dont le centre était formé d'acide oxalique.

B. Le calcul 2 saisi par son grand diamètre, irréductible à raison de sa composition, ayant déterminé au point noté 3 une fracture des pinces fenétrées, et par leur dilation permanente, motivé une dilatation de l'urètre de 30 millimètres.

ANÉVRYSME FAUX PRIMITIF

AU PLI DU BRAS

EMPLOI DU CHLOROFORME ; GALVANO-PONCTURE

GUÉRISON

La nommée Arnould, âgée de 41 ans, de Villacourt, ayant une constitution délicate, éprouve, en décembre 1847, une céphalalgie intense, pour la guérison de laquelle une saignée est pratiquée par une sœur d'école. Dans cette opération, l'artère brachiale est blessée ; pendant cinq *minutes*, une hémorrhagie artérielle a lieu et est arrêtée fort difficilement par la compression. A la suite de cet accident, le bras devient livide, et, après la résorption du sang extravasé dans le tissu cellulaire du membre, un érysipèle envahit la peau depuis le coude jusqu'à la main. L'épiderme de cette partie se détache, sous forme de squames, le 26 février 1848, jour de l'entrée de la malade à l'hôpital.

A cette époque, l'on observe une tumeur d'une forme ovoïde, portant plusieurs cicatrices, suite de saignées, placée sur le trajet de l'artère brachiale, à la partie interne du tendon du muscle biceps qu'elle recouvre un peu, ayant parallèlement à l'axe du membre une étendue de trois centimètres et demi, une étendue transversale de quatre centimètres et demi, et un relief de deux centimètres. Le doigt appliqué sur la tumeur perçoit des battements isochrones aux pulsations de l'artère radiale et offrant une expansion marquée ; ces battements sont perçus facilement par l'oreille. La compression de l'artère au-dessus de la tumeur y suspend les battements. Une douleur vive existe à l'anévrysme. La figure de la malade est pâle, le corps est amaigri.

Trois jours après l'admission de la femme Arnould, il survient un gonflement avec rougeur de la peau, à la région du coude; un abcès se forme rapidement et est ouvert. A cette inflammation succède une douleur d'estomac accompagnée de dérangement des fonctions abdominales; dix à douze selles ont lieu chaque jour. Il n'y a pas de fièvre, mais l'appétit n'existe plus. (*Diète; juleps avec vingt gouttes de laudanum*; *quarts de lavements laudanisés.*)

L'affection dont il vient d'être question, en dernier lieu, fut guérie complétement le 18 du mois de mars, et à cette époque je dus songer au mode de traitement le plus convenable, en vue de la guérison de l'anévrysme. Trois fois déjà j'avais lié l'artère brachiale, une fois, entre autres, chez un jeune homme habitant la même commune que notre malade, et blessé aussi lors d'une saignée faite par une sœur d'école. Dans le cas qui va être exposé, je crus pouvoir recourir à la belle application que M. le docteur Pétrequin, fit en 1846, de la physique à la cure radicale des anévrysmes. Guidé par les observations d'anévrysmes du pli du bras, rapportées par le chirurgien de Lyon, par le fait d'un anévrysme de l'artère poplitée, indiqué par le docteur Bertani, et utilisant les réflexions des docteurs Antonio Restelli, Giacinto Namias, Gaetano Strambio, Tizzoni, Gualino et Longhi, je me décidai à tenter la galvano-poncture.

Ainsi que l'a indiqué le professeur Pétrequin, l'action de la pile est complexe et l'on peut rapporter ses effets à trois chefs principaux : 1° action électrique sur les nerfs; 2° action calorifique; 3° action décomposante sur les fluides. M. Pétrequin a fait observer que les deux premières puissances sont, pour la guérison des anévrysmes, plus qu'inutiles, et qu'elles sont même dangereuses; car l'une ébranle le système nerveux cérébro-spinal, énerve le patient et lui fait subir en pure perte de douloureuses secousses électriques; l'autre produit l'ustion des tissus vivants, et détermine des escharres. Suivant le même praticien, il convient de chercher à annihiler ces deux puissances, tandis qu'il faut chercher à augmenter la troisième.

Dans le cas qui nous occupe, je laissai les trois puissances agir. J'eusse désiré entraver la vertu calorifique, mais il me sembla difficile, *à priori*, d'isoler par un simple vernis des aiguilles que je croyais susceptibles de rougir. L'acier doré eût offert l'avantage de l'isolation, mais je ne pus m'en procurer. Du reste, les exemples que j'avais consultés, et dans lesquels l'action calorifique avait agi, étaient des exemples de guérison, malgré certains accidents tels que la production des escharres, le décollement et la perforation du sac.

Quant à l'action électrique sur les nerfs, loin de la redouter, j'étais impatient de juger ses effets en cette occasion. Décidé à employer un agent anesthésique lors de l'action de la pile, en raison de la douleur que détermine l'électricité lorsqu'elle est conduite dans la profondeur des tissus, il me sembla fort important de déterminer, durant une anesthésie, le degré de confiance que mérite l'électricité considérée comme antagoniste des agents stupéfiants.

L'appareil pour l'opération de la galvano-poncture fut composé d'une pile, de deux conducteurs et de quatre aiguilles.

La pile, à colonne horizontale, fut formée de quarante disques de cuivre et zinc réunis, ayant un diamètre de trois centimètres et demi, séparés les uns des autres par des rondelles en drap.

De simples fils de laiton blanc, très-malléable, constituèrent les conducteurs dont l'un fut placé au pôle négatif et l'autre au pôle positif. Chaque conducteur, dont la longueur était d'un mètre, afin que la pile pût être assez éloignée de l'opérée pour ne point gêner l'action des aides, portait à son extrémité libre un large anneau aussi en laiton.

Les aiguilles en acier poli, longues de sept centimètres et demi, très-acérées à l'une de leurs extrémités, recourbées en forme d'anneau à l'extrémité opposée, reçurent une graduation à deux centimètres de leur extrémité aiguë, en vue de la limitation de leur entrée dans le sac anévrysmal.

Avant l'emploi du chloroforme, l'appareil fut mis en action à l'aide de l'eau salée, mais son effet se trouvant trop faible, l'eau fut acidulée fortement avec l'acide sulfurique et l'acide nitrique. Les décharges produites eurent dès lors une grande énergie.

Pour juger l'action de la pile, les aiguilles avaient été introduites sous l'épiderme, sur des assistants et sur moi-même.

Avant l'opération, le pouls offrait soixante-dix pulsations. La malade, trois heures auparavant, avait pris une soupe au lait.

Emploi du chloroforme et galvano-poncture.

Une *minute*. Les narines sont fermées à l'aide de la pince.

Deux *minutes*. L'ouverture placée près du musoir de l'appareil est diminuée d'un quart.

Deux *minutes* trente *secondes*. Cette ouverture est fermée à moitié.

La malade commence à dormir.

Trois *minutes*. L'ouverture n'a plus qu'un quart de son étendue primitive. Résolution musculaire ; paupières fermées ; yeux fixes et portés en haut ; sommeil complet et sans aucune agitation ; respiration normale.

Quatre *minutes*. Insensibilité périphérique générale. L'inhalation est suspendue.

Pendant que la compression de l'artère brachiale est faite par un aide au-dessus de la tumeur, contrairement à l'opinion du docteur Restelli qui pense que la compression serait plus efficace si elle était faite entre l'anévrysme et l'extrémité du membre, j'implante les quatre aiguilles dans l'anévrysme ; deux d'entre elles sont enfoncées à sa partie interne, les deux autres sont placées à la partie externe.

Ces aiguilles ne sont point entre-croisées, mais inclinées vers le plancher inférieur de l'anévrysme. L'entre-croisement est évité dans la crainte de la production des escharres ; nous verrons, tout à l'heure, que l'opinion du docteur Restelli sur l'étiologie des escharres fut infirmée par le fait même qui nous occupe. La communication des aiguilles a lieu avec la pile, en faisant passer le large anneau qui termine le conducteur du pôle cuivre dans les ouvertures qui surmontent les têtes des deux aiguilles implantées à la partie interne de l'anévrysme, et l'anneau du conducteur du pôle zinc à travers les aiguilles situées à la partie externe de la tumeur ; deux aides supportent ces conducteurs, tout en les isolant.

Sept *minutes*. La peau qui recouvre l'anévrysme rougit fortement. Les traits de la figure se contractent vivement. Le bras s'étend; des contractions musculaires, sous forme de secousses intermittentes, ont lieu dans le bras, l'avant-bras, le poignet et la main. Le pouls offre soixante-huit pulsations. L'intelligence n'a pas reparu.

Sept *minutes* trente *secondes. Deuxième reprise de l'inhalation.*

Onze *minutes*. Soixante pulsations; respiration normale. L'opérée retombe dans un nouveau sommeil, très-paisible et en apparence agréable.

Douze *minutes* trente *secondes*. L'inhalation est cessée de nouveau.

Quatorze *minutes* trente *secondes*. L'intelligence reparaît. L'opérée ressent une vive douleur à la tumeur anévrysmale et réclame une nouvelle inhalation. Elle annonce alors que, dès les premières inspirations, elle a éprouvé la sensation d'une syncope imminente et qu'elle n'a point connaissance de l'implantation des aiguilles ni des premières secousses électriques.

Quinze *minutes. Troisième reprise de l'inhalation*. Cette fois l'ouverture située près du musoir de l'appareil est complétement fermée. L'intelligence et la sensibilité disparaissent. La tumeur est tendue. Au pourtour des deux aiguilles enfoncées sur la partie interne de la tumeur et qui correspondent au pôle cuivre, on aperçoit de petites escharres circulaires ayant trois millimètres de diamètre.

Dix-huit *minutes*. Pupilles contractées; soixante-douze pulsations artérielles ; plaintes légères.

Vingt *minutes*. Cessation de l'inhalation. L'opérée se réveille presque immédiatement et, en raison de la douleur qu'elle éprouve au pli du bras, elle désire de nouveau l'emploi du chloroforme.

Vingt *minutes* vingt *secondes. Quatrième reprise de l'inhalation*. A ce moment, les doigts de l'aide qui opère la compression se trouvent engourdis et les battements artériels reparaissent dans la tumeur comme avant l'opération; la compression de l'artère brachiale est rétablie.

Vingt-une *minutes*. L'intelligence et la sensibilité n'existent plus.

Vingt-deux *minutes*. L'inhalation est cessée; sept grammes de chloroforme ont été employés. L'intelligence et la sensibilité reparaissent presque immédiatement. La tumeur présente de la dureté, mais à sa partie inférieure on perçoit encore des battements. Le tourniquet de Petit remplace les doigts d'un aide pour la compression de l'artère humérale.

Vingt-six *minutes*. Les battements artériels ont cessé dans l'anévrysme qui est le siége d'une vive douleur. Les muscles du membre se contractent et la malade éprouve la sensation qui accompagne les crampes.

Trente *minutes*. Je déplace l'action des pôles de la pile. Les aiguilles qui, implantées dans la partie interne de la tumeur, ont jusqu'alors communiqué avec le pôle cuivre, sont mises en contact avec le conducteur du pôle zinc, et les aiguilles de la partie externe de l'anévrysme qui n'ont encore reçu que le courant du pôle zinc, reçoivent celui du pôle cuivre. Immédiatement ces dernières aiguilles sont entourées d'escharres dont aucune trace n'existait avant le déplacement des conducteurs de la pile. L'une des escharres a un diamètre de trois millimètres, l'autre a un millimètre de plus d'étendue. Le changement de direction dans l'action des pôles détermine un redoublement de douleur. En ce moment, les parties de la tumeur qui supportent les aiguilles offrent une légère proéminence.

Trente-trois *minutes*. La douleur est sensiblement diminuée. Les aiguilles sont retirées, et introduites sous l'épiderme, elles ne nous semblent plus émettre de fluide. Toutes sont oxydées dans une étendue de deux centimètres et demi. Les pointes des deux aiguilles placées à la partie interne de l'anévrysme sont restées polies, ce qui indique qu'elles ont pénétré au delà du sac, d'où résulte pour nous la crainte que des escharres aient été développées dans la profondeur des tissus. Disons ici que cette crainte ne se réalisa pas. La malade est reportée au lit.

Pendant toute la journée, la saveur du chloroforme subsiste, et l'opérée ne peut s'en débarrasser tout en buvant beaucoup. Ce goût avait été fort pénible pendant les inhalations. Une douleur à l'estomac persiste aussi pendant deux heures.

De dix heures à midi, la compression empêche tout battement

artériel dans l'anévrysme, mais en causant des douleurs violentes, et en occasionnant des vergetures sur la peau de la main. La compression est en conséquence transportée immédiatement au-dessus de la tumeur; les parties latérales du bras sont laissées libres.

A deux heures, la douleur et l'engourdissement des doigts obligent encore à modifier la compression; au tourniquet je substitue des compresses en forme de pyramide. A cinq heures, la compression, bien que modérée, détermine une douleur intolérable et doit être enlevée définitivement. Quoique le cours du sang ne soit point entravé, la tumeur n'offre plus, pendant le reste de la journée, que des battements affaiblis, et ne présente plus la sensation de fluctuation. (*Julep avec trente gouttes de laudanum.*) La malade dort pendant une grande partie de la nuit.

Le 31 *mars* au matin. Soixante-douze pulsations artérielles; légère céphalalgie qui paraît être due à l'opium; engourdissement des trois premiers doigts de la main, du pouce surtout. Tumeur un peu chaude, mais indolente, résistant sous les doigts, sans fluctuation, et ne présentant plus le bruit de la circulation. Avec beaucoup d'attention, on peut distinguer sur les parties latérales une légère impulsion due à un soulèvement plutôt qu'à une expansion de la tumeur. Les diamètres de la tumeur sont mesurés de nouveau et je reconnais que l'anévrysme n'a pas changé de volume depuis l'opération. (*Bouillon ; deux laits.*)

L'opérée est ramenée à la salle commune. Le soir de ce même jour, un peu de fièvre apparaît accompagnée de sueur; l'urine est trouble et la malade ressent aux reins une douleur semblable à celle qui, chez elle, précède l'écoulement menstruel; la nuit est bonne cependant.

Le 1er *avril.* Soixante-douze pulsations à l'artère radiale. L'opérée peut plier le bras; les parties qui ont supporté la compression sont douloureuses; la tumeur est facilement circonscrite comme avant l'opération; l'urine est revenue normale; il existe de l'appétit. Je pense devoir augmenter autant qu'il est possible la plasticité du sang, à l'aide de l'alimentation. (*Pain et régime gras, deux quarts.*)

Le 2 avril. La malade est poursuivie sans cesse par le souvenir de ses six enfants ; son moral abattu se relève après la promesse de la sortie prochaine de l'hôpital. (*Pain et régime gras, trois quarts.*)

Le 3 avril. Le matin, la peau est fraîche, le pouls n'offre que soixante pulsations, la tumeur a un demi-centimètre de moins dans son diamètre transverse et ne présente aucun battement, mais le soir il survient de la douleur à la partie opérée, les escharres sont entourées d'une aréole rouge, il y a fluxion évidente et les battements reparaissent ; la constipation existe. (*Lavement.*) Ce même jour, la malade se promène à l'air, et dort pendant toute la nuit suivante.

Le 4 avril. L'inflammation reconnue la veille a diminué de moitié, sans traitement local. La douleur est moins vive. Les battements ont disparu presque totalement. La partie centrale de la tumeur présente une ecchymose. La constipation persiste. (*Lavement huileux.*)

Le 5 avril. Pouls normal ; peau fraîche ; la malade a dormi ; il existe à peine de la rougeur autour des escharres. La peau est mobile au-dessus de l'anévrysme d'où nous concluons que les escharres n'affectent point les parois du sac. Dans la journée, l'une des escharres de la partie externe de la tumeur se détache et il est évident que la partie la plus superficielle de la peau a été seule mortifiée ; les artères radiale et cubitale battent normalement. (*Pain, régime gras et vin, trois quarts.*)

Le 6 avril. La seconde escharre placée à la partie externe de la tumeur tombe ; cette escharre intéresse la peau dans presque toute son épaisseur. L'engourdissement de la main subsiste et les douleurs lombaires reparaissent.

Le 7 avril. Les battements de la tumeur sont plus sensibles. La nostalgie a reparu au plus haut degré, par suite de la maladie de l'un des enfants laissés au logis. Les douleurs des reins sont plus vives.

Le 8 avril. Tumeur plus solide. Les deux dernières escharres tombent ; l'une d'elles surmonte une légère mortification du tissu cellulaire sous-cutané, mais qui existe dans une étendue moindre que celle de la peau malade, ce qui est important au point de vue pratique. On remarque aussi que la largeur et que la profondeur des escharres ont été en raison de la durée du contact de la peau avec le pôle négatif de la pile.

Le 9 avril. La tumeur présente un peu moins de quatre centimètres dans son diamètre transverse; elle offre trois centimètres pour le diamètre qui est parallèle à l'axe du membre, et un centimètre seulement de relief. La tumeur est aplatie à la suite de l'affaissement des quatre mamelons signalés; des croûtes se sont formées à la place des escharres. La santé générale est bonne. L'opérée sort de l'hôpital et retourne à Villacourt, près Bayon, lieu de sa résidence, mais depuis cette époque elle se représente fréquemment à nous.

Le 19 avril. Les doigts ne sont plus engourdis, mais ils ont un peu de roideur; les articulations du membre deviennent quelquefois douloureuses. Les petites plaies qui ont suivi la chute des escharres sont complétement guéries. La tumeur anévrysmale est arrondie et dépourvue d'inégalités; elle présente des battements plus forts que lors de la sortie de l'opérée de l'hôpital, bien que le bras ait été maintenu immobile; son diamètre longitudinal n'a pas varié, mais le diamètre transverse n'a plus que trois centimètres et demi. La santé générale est affaiblie, quoique les règles aient paru depuis peu. (*Application sur la tumeur d'une éponge maintenue par un bandage roulé.*)

Le 6 mai. La force des battements artériels a encore augmenté dans la tumeur; le diamètre transverse seul a diminué, il n'offre plus que trois centimètres d'étendue; le relief est un peu moindre; la diminution du diamètre transverse laisse apprécier facilement la position du tendon du muscle biceps; le bras est faible, l'opérée n'ose soulever un couteau; des douleurs partant du bras montent fréquemment jusqu'à l'épaule.

Le 31 mai. Une maladie intercurrente se déclare; l'opérée pendant trois jours vomit du sang noir et garde le lit. Neuf années auparavant, elle avait déjà offert les mêmes symptômes. (*Limonade; bains de jambes sinapisés.*)

Le 12 juin. Les battements présentent moins de force, ils sont toujours plus apparents le soir que dans la journée; la tumeur n'a plus que deux centimètres et demi de largeur ; le bras a récupéré de sa force.

Le 12 septembre. La tumeur est arrondie, et ne présente plus aucun battement. L'opérée fait connaître que l'absence de l'impulsion artérielle a été constatée le 4 de ce mois. Les diamètres de la tumeur sont réduits aux mesures suivantes : largeur et longueur vingt-deux millimètres ; relief, cinq millimètres. Le bras est encore un peu faible, mais sa force s'est bien accrue. En effet, pendant la moitié d'un mois la femme Arnould a ôté l'éponge, et a faucillé avec ce bras pendant cinq à six heures par jour ; la guérison complète paraît donc prochaine.

Le fait que nous venons de rapporter prouve combien la galvano-poncture est appelée à rendre de services, lors des anévrysmes profonds qui ne permettent point d'avoir recours à une opération sanglante, et chaque fois que les malades repousseront les méthodes ordinaires que, peut-être, la galvano-poncture est appelée à remplacer. J'étais récemment sur le point d'appliquer l'électricité à la cure d'un anévrysme de l'artère poplitée, lorsque la guérison eut lieu, spontanément, par suite de l'inflammation du sac anévrysmal.

De notre observation naissent quelques réflexions et l'on doit aussi en tirer quelques conclusions.

Pendant l'opération, les aiguilles ne rougirent pas et ne semblèrent point chaudes. Lors donc que la pile n'aura pas une force plus intense que la nôtre, on pourra, peut-être, isoler les aiguillles à l'aide d'un simple vernis. En agissant ainsi, il n'y aurait pas alors de nécessité de recourir au chloroforme, puisque les tissus qui entourent le sac anévrysmal seraient soustraits à l'action électrique, et l'on neutraliserait l'effet de la force calorifique et par conséquent la production des escharres.

En effet, nos aiguilles n'ayant pas varié dans leur position, pendant toute la durée de l'opération, il est évident, d'après ce que nous avons rapporté, que l'escharrification n'est point due à l'entre-croisement des aiguilles, ainsi que l'a pensé le docteur Restelli, et que la cause de l'ustion des tissus réside uniquement dans l'action du pôle cuivre. En conséquence, en limitant le temps d'action de ce pôle sur les aiguilles et en répartissant sa puissance également sur elles, on donnera aux escharres, si elles se forment encore, une profondeur et une étendue que l'on sera maître de déterminer et, si l'on ne change point l'action des courants, on obtiendra moitié moins d'escharres.

Mais n'existe-t-il pas un moyen d'éviter tout à fait l'ustion des tissus qu'on cherche à ménager, en la faisant porter sur des parties où elle est tout à fait sans danger ou, en d'autres termes, en implantant seulement dans le sac anévrysmal les aiguilles qui doivent correspondre au pôle positif? La coagulation des liquides s'opérant uniquement autour de ces aiguilles, seules elles sont utiles au milieu du liquide à coaguler. Je puis justifier mon opinion par plusieurs faits. Il est prouvé que deux aiguilles plongées dans un liquide et écartées l'une de l'autre de trente-deux centimètres agissent encore, et M. le docteur Restelli a observé sur un animal un résultat bien plus significatif. Il a obtenu un coagulum, en introduisant dans une artère l'aiguille du pôle positif, tandis que l'autre aiguille était placée dans une partie quelconque du corps de l'animal. Je ne pense point qu'une pile semblable à celle que nous avons employée puisse, chez l'homme, produire des effets aussi satisfaisants; il faudrait sans doute augmenter la puissance de l'appareil, et l'on pourrait, avec beaucoup d'avantages, implanter alors dans le sac de l'anévrysme un nombre d'aiguilles appartenant au pôle positif plus considérable que celui que nous avons employé.

Ne pourrait-on pas aussi terminer le rhéophore du pôle cuivre par une plaque qui serait placée contre les tissus extérieurs, mouillés préalablement avec l'eau salée, remplacer ainsi les aiguilles de ce pôle et éviter tout à fait l'escharrification?

Il n'est point nécessaire que les battements de l'artère soient interrompus au-dessus de l'anévrysme, après la galvano-poncture. Notre observation le prouve, et dans un fait d'anévrysme de l'artère poplitée traité par cette méthode, le docteur Bertani constata la guérison après l'opération, bien que les battements aient reparu dans la tumeur le lendemain de l'emploi du galvanisme.

Au reste, après ce genre d'opération il arrive ce que l'on remarque après les ligatures d'artères, pour cause d'anévrysme; le retour momentané des battements dans la tumeur a lieu et, pour ma part, je l'ai toujours vu. Seulement, il y a probabilité que les battements, qui sont la conséquence de l'impulsion directe, seront observés pendant plus longtemps que lorsqu'ils sont dus à la circulation anastomotique. J'ai dernièrement constaté sur un de mes opérés de l'anévrysme, chez qui la ligature date de deux ans, un fait déjà indiqué par plusieurs auteurs à l'occasion des suites de la galvano-poncture. La tumeur anévrysmale, réduite au diamètre de l'artère brachiale, donne évidemment passage au sang artériel.

Malgré les douleurs que les courants électriques causèrent à notre opérée, malgré le rétablissement des actes intellectuels et de la sensibilité, un peu plus rapide qu'il ne l'est ordinairement, il est hors de doute pour moi cependant que l'électricité dégagée d'un appareil semblable au nôtre, et appliquée à des tissus éloignés des centres nerveux, ne saurait être un antagoniste suffisant des agents anesthésiques, si la vie était menacée par eux.

Depuis que les réflexions qui précèdent ont été écrites, j'ai eu une connaissance partielle de deux faits de galvano-poncture indiqués dans le compte rendu des séances de l'Académie médico-chirurgicale de Naples, pendant le premier semestre de 1847.

L'un de ces faits a rapport à un anévrysme de l'artère poplitée. Sous l'emploi de la galvano-poncture, la tumeur rougit, devint chaude et à la sortie du malade de l'hôpital, la tumeur poplitée avait diminué de deux pouces et demi. Je ne connais point les autres détails de cette observation due au docteur Lisio.

Un autre malade, offrant sur le membre pelvien droit un anévrysme de l'artère poplitée, subit, également à Naples, l'application de la galvano-poncture faite par M. le docteur Palma, le 19 novembre 1846. Ce malade avait guéri d'un anévrysme de l'artère poplitée, sur le membre gauche, par un traitement débilitant. Pendant l'action de la pile, qui dura trente-cinq *minutes*, les courants furent changés, des escharres survinrent et le sac anévrysmal se perfora en plusieurs endroits. Cet homme périt de la phthisie, le 2 février 1847.

Ce dernier fait vient encore confirmer l'opinion que j'ai émise sur la production des escharres.

A la page 38 du tome II de mes *Recherches,* je trouve la suite de l'opération qui précède; je reproduis la note :

Au 12 *septembre* 1848, les diamètres de la tumeur étaient déjà réduits à 22 millimètres, et le relief à 5 millimètres (*voy.* p. 285, t. Ier).

Le 10 *mars* 1849, l'opérée fut revue. Alors, les diamètres de la tumeur n'étaient plus que de 10 millimètres seulement, et son relief de 3 millimètres lors de l'extension complète de l'avant-bras. La tumeur n'était plus apparente, et le tendon du muscle biceps dépassait de beaucoup son niveau lorsque le membre se trouvait fléchi très-légèrement. Les battements artériels existaient non-seulement au-dessus et au-dessous de la tumeur, mais encore dans la partie centrale, où ils étaient plus difficiles à trouver qu'aux parties supérieure et inférieure du vaisseau. Toutefois, malgré cet état si satisfaisant, la malade ne trouvait point que son bras eût encore récupéré toute sa force primitive.

En *juillet* 1877, je revis une dernière fois cette opérée devenue grand'mère et qui amenait à ma clinique sa petite fille présentant une amygdalite du côté gauche, dont je fis l'ablation le 19 juillet à l'aide de l'instrument de Fahnestoch (premier modèle).

A cette époque, l'opérée de 1848 ne pouvait signaler aucune différence dans la force de ses bras, et la partie brachiale gauche qui avait été le siége de l'anévrysme ne se distinguait en rien de la partie droite opposée.

Nancy, impr. Berger-Levrault et Cie.

NANCY, IMPRIMERIE BERGER-LEVRAULT ET Cie.

www.ingramcontent.com/pod-product-compliance
Ingram Content Group UK Ltd.
Pitfield, Milton Keynes, MK11 3LW, UK
UKHW021950260726
13994UKWH00004B/1652

9 782329 122809